EAUX MINÉRALES
DE CAUTERETS.

PARIS. — IMPRIMERIE ET FONDERIE DE RIGNOUX ET Cᵉ.
RUE DES FRANCS-BOURGEOIS-S.-MICHEL, Nº 8.

EXTRAIT

DU

DICTIONNAIRE DE MÉDECINE

EN 25 VOLUMES.

EAUX MINÉRALES

DE

CAUTERETS,

PAR M. ORFILA,

Doyen et Professeur de chimie à la Faculté de Médecine de Paris,
Membre du Conseil royal d'instruction publique, etc.

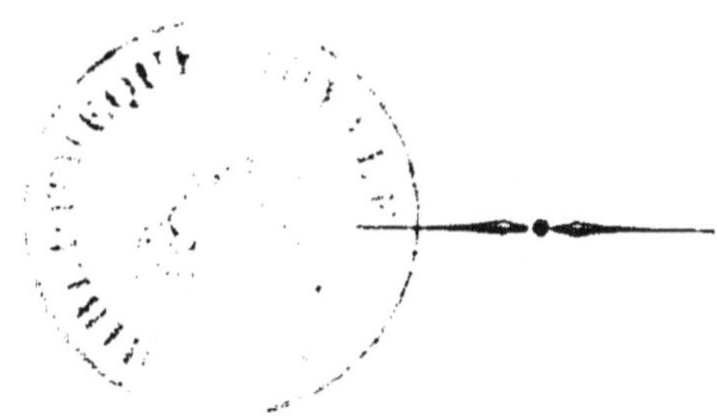

PARIS.

BÉCHET Jne, LIBRAIRE DE LA FACULTÉ DE MÉDECINE,
PLACE DE L'ÉCOLE DE MÉDECINE, No 4.

1834.

EAUX MINÉRALES
DE CAUTERETS.

Cauterets est un village du département des Hautes-Pyrénées, de l'arrondissement d'Argelles, à 200 lieues de Paris, situé au 43° degré de latitude S., à 509 toises (992 mèt.) au dessus du niveau de la mer, dans une jolie vallée qui se dirige du nord au midi, et que pressent au levant et au couchant des montagnes très élevées.

Cauterets possède onze sources d'eaux minérales, cinq à l'est et six au midi. Les premières sont *Bruzaud*, *Rieumiset*, les *Espagnols*, *Pauze* et *César*; les autres sont la *Raillère*, le *Petit Saint-Sauveur*, *Mahourat*, le *Pré*, la *Source aux OEufs* et le *Bois*. Excepté la Source aux OEufs, qui est presque inabordable, parce qu'elle coule dans le lit du torrent, toutes les autres sont utilisées; toutefois, il n'y a point d'établissement à Maouhourat, ce qui fait qu'on n'y peut prendre les eaux qu'en boisson; à César et aux Espagnols, les locaux sont trop petits et trop mal disposés pour qu'on soit tenté de s'y baigner, hors le cas d'indispensable nécessité; mais dans les sept autres sources on trouve des établissemens de bains et de douches, offrant plusieurs cabinets où peuvent se baigner, dans la même journée, plusieurs centaines de malades. Quelques-uns de ces établissemens, de construction moderne, ne laissent rien à désirer sous le rapport de la commodité, et je dirai presque de l'élégance; mais ce qui rend surtout pré-

cieuses les eaux de Cauterets, c'est la variété qui se fait re-
marquer dans leur composition et dans leur température :
Rieumiset et Bruzaud ne contiennent aucune trace de *sulfure
de sodium* et ne sont que des eaux sulfureuses *dégénérées :* toutes les autres sources sont *plus* ou *moins* sulfureuses. Il est aisé
de concevoir qu'un médecin habile doit trouver dans cette
variété **des moyens, des ressources thérapeutiques** qu'il cher-
cherait en vain dans les autres établissemens de ce genre, où
il n'existe qu'une, deux ou trois sources d'eaux minérales.
Qu'on ne croie pas cependant que je prétende diminuer en
rien la valeur incontestable des eaux dites *chaudes,* des Eaux-
Bonnes, des eaux de Barèges, de Saint-Sauveur, de Bagnères de
Luchon, d'Ax, et d'autres sources des Pyrénées orientales: l'ex-
périence viendrait me donner un démenti, puisque les effets
salutaires de ces eaux sont de plus en plus mis hors de doute
tous les jours par les praticiens les plus éclairés ; ce que je tiens
à établir, c'est que dans aucun de ces lieux il n'existe autant de
sources utiles, ni autant d'établissemens thermaux qu'à Cauterets, ce qui met à même de varier et de modifier les traite-
mens d'une manière excessivement avantageuse.

Produit des sources. — La *Raillère* se compose de trois sources qui produisent ensemble 93 mètres $\frac{1}{3}$ cubes dans les 24
heures. *César* fournit 1056 pieds cubes d'eau, et les *Espagnols*
3168 pieds cubes par 24 heures. Le *Bois* ne donne dans le
même espace de temps que 19 mètres 80 centimètres.

Température. — Elle est à la Raillère de 31° R. ; au Petit-
Saint-Sauveur de 26,75 ; au Pré de 38 ; à Mahourat de 40° ; à
la Source aux Œufs de 45° ; au Bois de 35 ; aux Espagnols et à
César de 39 ; à Pauze de 36 ; à Bruzaud de 32.

Composition. — Ce qui frappe d'abord en étudiant la composition des eaux de Cauterets, et en général les eaux sulfureuses des Pyrénées, c'est qu'elles ne contiennent qu'une très
petite proportion de matières en dissolution : ainsi, dans un
litre d'eau de la Raillère il n'y a pas même deux décigrammes
de substances étrangères à l'eau. Si nous examinons mainte-

nant la nature des principes auxquels ces eaux doivent leurs propriétés, nous serons conduit à les diviser en deux sections : 1° celles qui sont sulfureuses, au nombre de neuf ; 2° celles qui ne le sont pas (Rieumiset et Bruzaud).

Composition des eaux sulfureuses. — Toutes les eaux *sulfureuses* de Cauterets, et nous pourrions ajouter toutes les eaux sulfureuses des Pyrénées (hautes, basses et orientales), renferment, à très peu de chose près, les mêmes substances, mais dans des proportions différentes : ainsi on y trouve du *sulfure de sodium*, du *carbonate de soude*, du *sulfate de soude*, du *chlorure de sodium*, de la *silice*, de la *chaux*, de la *magnésie*, et de la *glairine ;* enfin elles dégagent du gaz azote. On avait cru pendant long-temps que le composé *sulfureux* des eaux des Pyrénées était un hydrosulfate plus ou moins sulfuré, mélangé d'acide hydrosulfurique libre ; il a été démontré par Anglada, et j'ai eu occasion de vérifier le fait sur les lieux l'été dernier, qu'il n'y a aucune trace d'acide hydrosulfurique libre dans ces eaux *prises à la source*, et que le soufre y est à l'état de sulfure de sodium (hydrosulfate de soude). Voici les résultats des expériences faites par M. Pailhasson, pharmacien distingué de Lourdes, et moi, pour déterminer les proportions respectives de sulfure de sodium que contiennent les différentes sources de Cauterets. Nous avons agi sur 5 litres 566, et nous avons trouvé aux *Espagnols*, 3 grains 326 de sulfure de sodium (il y en a à peu près autant à *César*); à *Pauze*, 2 grains 661 ; à la *Raillère*, 1,996 ; à *Maouhourat*, 1,289 ; aux *OEufs*, 1,079 ; au *Bois*, 0,665 au *Pré*, 0,542. Le Petit-Saint-Sauveur ne contient également que de très petites quantités de sulfure de sodium. Ces résultats se rapprochent assez de ceux qu'avait obtenus, avec quelques-unes des sources indiquées, M. Longchamp (*voy.* son *Annuaire des eaux min.*, 1832), et de ceux auxquels est parvenu M. Bérard, de Montpellier, qui cherchait en même temps que nous à apprécier les proportions de soufre, par un procédé distinct du nôtre.

La thérapeutique des eaux des Pyrénées n'est pas encore assez avancée pour qu'on puisse indiquer au juste le rôle que joue dans l'action de ces eaux la préparation sulfureuse ; tout en admettant que le soufre, à l'état de sulfure, est un médicament actif, auquel ces eaux peuvent bien devoir en grande partie leur action salutaire, nous devons reconnaître que la température, la présence de la soude, et de la glairine, ne doivent pas être sans influence sur l'économie animale. Quoi qu'il en soit, il n'en est pas moins vrai que le médecin, s'il compte particulièrement sur l'action du sulfure de sodium pour remplir une indication utile, devra se guider d'après les résultats numériques indiqués plus haut. Un fait digne de remarque, et qui se rapporte aussi à la préparation sulfureuse de ces eaux, c'est la facilité avec laquelle le composé sulfureux s'altère : ainsi, l'eau sulfureuse prise à la source offre à peine l'odeur d'acide hydrosulfurique ou d'œufs pourris, et ne change pas la couleur du papier blanc imprégné d'acétate de plomb, que l'on place dans l'air à deux pouces *au dessus* de l'eau ; ce qui tient à ce qu'elle dégage à peine du gaz acide hydrosulfurique. Au contraire, si on l'examine à la buvette, distante de 20, 40 ou 50 pieds de la source, ou mieux encore dans une baignoire, l'odeur d'œufs pourris est déjà sensible, et le papier imprégné d'acétate de plomb, disposé comme je viens de le dire, ne tarde pas à jaunir, puis il brunit, et finit par noircir. L'eau perd donc une portion du composé sulfureux, puisqu'il se dégage de l'acide hydrosulfurique. Mais ce qu'il y a de plus remarquable, c'est qu'à mesure que l'action de l'air sur l'eau se prolonge, toute la portion sulfureuse qui reste dans l'eau tend incessamment à s'altérer et à se changer en hyposulfite, en sulfite et en sulfate de soude ; en sorte que l'on peut affirmer qu'après un certain temps d'exposition à l'air, une eau sulfureuse renferme beaucoup moins de sulfure de sodium, et qu'elle peut même finir par ne plus en contenir du tout ; d'où il suit qu'il importe de boire cette eau plutôt à la source qu'à la buvette, de la boire aussitôt qu'elle est versée si on ne peut pas la puiser à la source, et de se baigner dans des baignoires, aussi bien couvertes que possible, à l'aide d'une grande planche en bois qui préviendra l'action décomposante de l'air.

Il est aisé de se rendre compte de l'action de cet agent en admettant que le sulfure de sodium dissous a été transformé en hydrosulfate de soude : en effet, l'air atmosphérique est absorbé par l'eau ; son oxygène se combine avec l'hydrogène de l'acide hydrosulfurique pour former de l'eau, tandis qu'il produit avec le soufre de l'acide hydrosulfureux d'abord, puis de l'acide sulfureux, et enfin de l'acide sulfurique ; ces acides s'emparent de la soude, et mettent à nu une portion d'acide hydrosulfurique, qui se dégage d'autant plus aisément à l'état de gaz, qu'il est entraîné par l'azote provenant de la décomposition de l'air. Le *bouillonnement de gaz azote* que l'on trouve dans la plupart des sources sulfureuses des Pyrénées, ne reconnaît pas d'autre cause que celle que j'indique : il est évidemment dû à la décomposition de l'air avec lequel les eaux sont mêlées dans le sein de la terre.

La présence du *carbonate de soude* dans les eaux de Cauterets et dans les autres eaux des Pyrénées, annoncée d'une manière positive par Anglada, n'a pas été admise par M. Longchamp, qui regarde la soude comme y étant à l'état libre ou caustique. Les essais que j'ai tentés sur les lieux me portent plutôt d'adopter l'opinion d'Anglada.

La *glairine,* matière végéto-animale particulière, qui existe dans toutes les eaux sulfureuses, jouit certainement de propriétés médicales dont il serait difficile de ne pas tenir compte dans l'examen de l'action de ces eaux sur l'économie animale : il en sera question plus particulièrement à l'article EAUX MINÉRALES.

Action des eaux sulfureuses de Cauterets. — Les effets produits par les eaux minérales sulfureuses ont déjà été examinés d'une manière générale à l'article BARÈGES, et seront encore l'objet de quelques considérations au mot EAUX MINÉRALES ; je ne dois parler ici que des propriétés médicales qui paraissent appartenir plus particulièrement à chacune des sources. Les détails consignés dans ce paragraphe sont le résultat d'observations nombreuses, recueillies à diverses époques par les médecins inspecteurs des eaux de Cauterets, et notamment par M. le docteur Buron, inspecteur actuel de l'établissement, qui ne laisse échapper aucune occasion de constater les effets des eaux, et qui jouit, à juste titre, de la confiance des malades ; je joindrai à ce court exposé ce que j'ai été à même d'observer pendant mon séjour à Cauterets.

Les eaux de la *Raillère* contiennent, d'après M. Longchamp, par litre, 0,019400 de sulfure de sodium ; 0,044347 de sulfate de soude ; 0,049576 de chlorure de sodium ; 0,061097 de silice ; 0,004487 de chaux ; 0,000445 de magnésie ; 0,003396 de soude caustique, des traces de potasse caustique, d'ammoniaque et de glairine, et quatre centimètres cubes de gaz azote. On les administre dans les catarrhes bronchiques, dans la première période de la phthisie tuberculeuse, dans certaines hémoptysies, dans les névroses pulmonaires et dans les gastralgies. On en boit depuis deux jusqu'à quatre verres par jour, pures ou coupées avec du lait, du chiendent, de la gomme, etc., et on en fait un fréquent usage sous forme de bains et de demi-bains. En général, ceux-ci doivent être préférés aux bains entiers, qui augmentent souvent l'oppression et la toux, inconvéniens que non-seulement les demi-bains ne présentent pas, mais auxquels ils remédient presque toujours. On emploie aussi les eaux de la Raillère sous forme de douches. De tous les établissemens de Cauterets, celui-ci est le plus vaste, le plus commode et le plus utile : aussi est-il le plus fréquenté, et celui qui rend le plus de services aux malades. Les effets salutaires de ces eaux, dans les affections dont j'ai parlé, ne peuvent être niés par quiconque a été à même de les étudier pendant quelques jours. Voici d'ailleurs un fait remarquable que je ne saurais passer sous silence : on voit tous les ans une douzaine de chevaux du haras de Tarbes attaqués d'un commencement de pousse, arriver à Cauterets et boire deux fois par jour l'eau de la source de la Raillère; il ne faut guère plus de trois semaines pour que les accidens disparaissent complétement. Ce fait important répond suffisamment à ceux qui croient que les eaux minérales des Pyrénées n'agissent que par la distraction, par un effet moral, etc.

Les eaux de *Pauze*, employées également en boisson, sous forme de bains et de douches, sont particulièrement utiles dans les affections rhumatismales chroniques, dans les maladies cutanées, notamment dans les dartres, dans les catarrhes anciens, dans l'asthme dit humide, dans certains cas de syphilis dégénérée, et dans plusieurs affections lymphatiques. L'établissement de Pauze, beaucoup trop restreint et assez mal tenu jusqu'à ce jour, vient de recevoir une extension notable, par suite de nouvelles constructions : aussi à dater de la saison prochaine, les besoins des malades pourront-ils être satisfaits sous tous les rapports. Je ne saurais assez relever une erreur que partagent même certains médecins, savoir : que les eaux de Cauterets n'exercent aucune influence salutaire sur les maladies dartreuses; j'affirme, au contraire, avoir vu chez plusieurs malades, qui faisaient usage des eaux de Pauze, des dartres squammeuses graves, et des crustacées flavescentes disparaître complétement après vingt-cinq ou trente jours de traitement.

Les eaux de *César* et des *Espagnols* remplissent à peu près les mêmes indications que les précédentes; toutefois elles sont plus énergiques, et ne doivent être employées que chez des individus d'un tempérament peu irritable. On s'en sert aussi avec succès dans certaines paralysies, dans des douleurs ostéocopes, et dans quelques affections lymphatiques invétérées. Ces eaux, sans contredit les plus actives de Cauterets par la température et par la proportion de leurs principes sulfureux, ne sont pas malheureusement utilisées, parce que les établissemens sont petits, incommodes, mal tenus et *situés à pic à une trop grande hauteur*. Il a déjà été souvent question d'abattre ce qui existe, et d'élever à la place un bâtiment spacieux, com-mode et propre à attirer un nombreux concours de malades. Sans doute ce serait une amélioration notable qu'il faudrait s'empresser d'introduire au plus tôt, s'il n'était pas possible de faire mieux. Or je pense, contre l'avis de l'Académie royale de médecine, émis en juillet 1803, qu'il serait bien plus con-venable de descendre les eaux des deux sources, de les réunir et de construire au bas de la montagne, dans le village même de Cauterets, un vaste établissement où les malades se ren-draient sans peine, et ne seraient pas exposés aux dangers qu'ils courraient en s'exposant à un air trop vif, lorsqu'ils sortiraient d'un local exposé à une trop grande élévation. Je sais que l'on craint, en faisant descendre les eaux dont je parle, de leur faire perdre leur température et leurs propriétés mé-dicamenteuses ; je suis loin de partager cette crainte si l'on prend les précautions que j'indiquerai en parlant des eaux de *Bruzaud*.

Les eaux du *Bois* sont particulièrement en usage dans les rhumatismes goutteux et dans plusieurs affections cutanées : on les prend en bains et en douches. L'établissement du Bois , qui n'était encore en 1827 qu'une mauvaise cahutte, réunit à une élégante simplicité toutes les commodités désirables : ainsi il y a plusieurs cabinets de bains, plusieurs douches et deux piscines dont l'une est destinée aux indigens infirmes.

Les eaux du *Pré* jouissent des mêmes propriétés médicales que celles du *Bois*. On trouve dans cet établissement seize ca-binets de bains et une douche.

Les eaux du *Petit-Saint-Sauveur* sont administrées avec succès dans diverses affections nerveuses et hémorrhoïdales, dans cer-taines irritations de l'utérus, dans les engorgemens du col de la matrice accompagnés de sensibilité : ordinairement, dans ces dernières affections, on ne fait usage de ces eaux que jusqu'à ce que les symptômes d'irritation aient disparu ; alors on envoie les malades à la Raillère, pour hâter la résolution et compléter le traitement. On trouve au Petit Saint-Sauveur dix cabinets de bains fort proprement tenus, mais dont les baignoires sont en bois, tandis que partout ailleurs à Cauterets elles sont en marbre. Tout porte à croire que sous peu le bois sera remplacé par du fer-blanc, le marbre ne pouvant pas être utilement employé en raison de la basse température de l'eau de cette source.

Les eaux de *Maouhourat* sont surtout avantageuses dans les maladies chroniques des voies digestives sans irritation marquée : la gastralgie et la dyspepsie ne résistent pas long-temps à l'usage de ces eaux, que l'on ne prend qu'en boisson, attendu qu'il n'y a point d'établissement. La réputation des eaux de Maouhourat est tellement justifiée par de nombreux succès, que l'on conçoit l'empressement des malades à se transporter à cette source, quoiqu'elle soit pénible à aborder, en raison de la hauteur à laquelle elle est placée.

Composition des eaux qui ne contiennent point de sulfure de sodium. — Les sources que nous plaçons dans cette catégorie sont celles de *Bruzaud* et de *Rieumiset*. L'établissement de Bruzaud, connu autrefois sous le nom de *Canarie*, est situé dans le village même de Cauterets : il se compose de douze cabinets de bains, d'une excellente douche, d'un chauffoir, d'un petit salon de repos, d'une belle terrasse et d'un joli jardin. Les eaux de Bruzaud *ne contiennent pas un atome de sulfure de sodium;* elles renferment toutes les autres substances qui existent dans les eaux précédemment indiquées; elles sont surtout riches en *sulfate de soude;* aucune autre source ne peut être comparée, sous ce rapport, à celle-ci. L'absence de sulfure de sodium, qui est en quelque sorte remplacé par le sulfate de soude, ne me paraît pas difficile à expliquer à l'aide des considérations suivantes : la source de Bruzaud est située à 150 mètres plus haut que l'établissement des bains : or, j'ai examiné l'eau à la source même, et je me suis assuré que là elle contient une quantité de sulfure de sodium presque aussi considérable que celle de César, qui est la plus riche en principes sulfureux, comme je l'ai déjà dit; mais aussi j'ai vu que l'a-

quéduc qui conduit l'eau de la source à l'établissement est
excessivement large, tandis que le diamètre de la source est
très petit, qu'il est construit en briques, mal cimenté, et mal
recouvert, en sorte que l'air y pénètre sans difficulté, et que
l'eau est constamment agitée, décomposée et refroidie par cet
agent : devra-t-on s'étonner maintenant si l'eau de l'établissement ne marque pas plus de 32° R., tandis qu'à la source sa
température est de 37° environ, si elle ne renferme pas un
atome de sulfure de sodium, quand celle de la source en contient beaucoup ; et ne voit-on pas, au contraire, que, par suite
d'un aménagement aussi mal entendu, l'oxygène de l'air atmosphérique a dû transformer tout le sulfure de sodium en sulfate
de soude ? Aussi je ne balance pas à considérer l'eau de l'établissement de Bruzaud comme une eau sulfureuse *dégénérée*.
Quoi qu'il en soit, telle qu'elle est, l'eau de Bruzaud peut encore rendre d'importans services. On l'emploie surtout pour
dissiper des engorgemens abdominaux et comme tonique; on
la prend en bains, en douches et en boisson ; sous cette der-
nière forme elle provoque souvent des déjections alvines.
Mais que sont les avantages dont je parle en comparaison de
ceux qui résulteraient d'un meilleur aménagement de ces eaux ?
Qu'à l'aide d'un tuyau en verre très épais, d'un diamètre plus
petit que celui de la source, on amène l'eau depuis cette source
jusqu'à l'établissement, par ce moyen le tuyau sera toujours
plein, et l'air n'aura aucun accès; que ce tuyau soit placé sur
un lit de charbon, qui est un mauvais conducteur du calorique;
que cet appareil soit recouvert d'un aquéduc en maçonnerie,
et l'on verra que l'eau sera ainsi conduite à peu de frais jusqu'à
l'établissement, sans avoir perdu sensiblement ni de son prin-
cipe sulfureux ni de sa température : alors Bruzaud rivalisera
avec les meilleures eaux sulfureuses de Cauterets, et prospè-
rera d'autant mieux, que ce sera le seul établissement sulfureux placé dans le village, et à la portée de tous les malades,
qui sont obligés actuellement de se transporter à une assez
grande distance pour prendre les eaux de la Raillère, de

Pauze, etc. L'essai que je conseille de tenter à Bruzaud sera non-seulement fructueux au propriétaire de la source, mais encore à la commune. En effet, dès qu'il sera démontré que l'eau sulfureuse peut être descendue sans perdre sensiblement de ses propriétés, les habitans de la vallée ne balanceront plus à faire arriver au bas du village les sources de César et des Espagnols, et à construire là un établissement qui serait si mal placé à la hauteur à laquelle on avait le projet de l'élever.

Les eaux de Rieumiset diffèrent peu des précédentes ; on n'y trouve aucune trace de *sulfure*, et elles contiennent moins de sulfate de soude ; cependant elles renferment une plus forte proportion de ce sulfate que la plupart des autres eaux de Cauterets, et les autres matériaux paraissent s'y trouver en moins grande quantité : il est probable que c'est encore une eau sulfureuse *dégénérée*. Douce, onctueuse au toucher, et, comme je l'ai dit, moins saline que les autres, elle est souvent employée avec succès pour calmer l'irritation produite par les autres sources, et pour combattre certaines affections nerveuses. L'établissement de Rieumiset, placé à côté du village de Cauterets, ne laisse rien à désirer sous le rapport de l'élégance et de la commodité.

Je ne terminerai pas cet article sans indiquer les avantages que présente le séjour de Cauterets pendant la saison des eaux, qui commence au mois de mai, et finit au premier octobre, mais surtout en juillet et août, époque à laquelle les Pyrénées sont le rendez-vous des malades, des convalescens, et d'une foule de voyageurs appartenant à la classe aisée de la société. On arrive de tous les coins de la France dans l'espoir d'être soulagé de maux qui ne sont souvent que trop réels, et pour jouir du spectacle imposant des sites les plus variés et les plus pittoresques. Cauterets, sous ces rapports, laisse peu de chose à désirer ; la jolie promenade du Parc, les eaux du Gave, qui traversent le village après s'être brisées avec fracas et de mille manières différentes sur des roches granitiques : le voisinage du Monné, de la cascade du Cérisé, du fameux

Pont-d'Espagne, du lac de Gaube, de Pierre-Fitte, de Luz et de Saint-Sauveur, donnent au séjour de Cauterets un agrément difficile à décrire, et que rien ne surpassera lorsque les projets de nouvelles promenades seront réalisés. On trouve aussi un très beau salon où les étrangers se réunissent le soir, et où l'on donne deux bals par semaine, qui sont très brillans. Le village est propre et bien bâti; les maisons, dont plusieurs sont en marbre, et dont les appartemens sont généralement meublés avec élégance, sont commodément disposées pour loger un grand nombre de baigneurs. Il est encore des avantages que je dois signaler aux malades qui prennent les eaux de Cauterets : c'est qu'ils trouveront, pour seconder les effets de ces eaux, une pharmacie supérieurement fournie d'excellens médicamens, et dirigée par M. Pailhasson, dont j'ai été à même d'apprécier le talent, et qui s'occupe avec tant de zèle du service dont il est chargé. Mais ce qu'il est important de rappeler aux baigneurs, c'est que les eaux de Cauterets ne sauraient être prises indistinctement, sans inconvénient, à toutes les sources, ni à toutes les doses; que, dans certains cas, l'usage des bains entiers peut être nuisible, tandis qu'on serait soulagé par des demi-bains; que la température de l'eau doit être plus basse ou plus élevée, suivant les maladies et les tempéramens, et qu'il est difficile de comprendre, d'après cela, comment des malades dirigent eux-mêmes le traitement sans consulter un homme de l'art. Je dois à la vérité de dire que, pendant mon séjour à Cauterets, j'ai donné des conseils à un très grand nombre de ces malades, et que souvent les symptômes dont ils se plaignaient le plus étaient occasionés par la qualité de l'eau, et par la manière dont ils en faisaient usage; aussi suffisait-il, pour rétablir le calme, de les suspendre pendant un jour ou deux, puis d'envoyer les malades à une autre source. Or, les gens de l'art ne manquent pas à Cauterets, et j'ai déjà dit combien M. le docteur Buron, par son talent et par l'étude approfondie qu'il a faite de l'action des diverses sources, méritait la confiance qu'il a su inspirer depuis plusieurs années aux baigneurs.